BEI GRIN MACHT SICH IHR WISSEN BEZAHLT

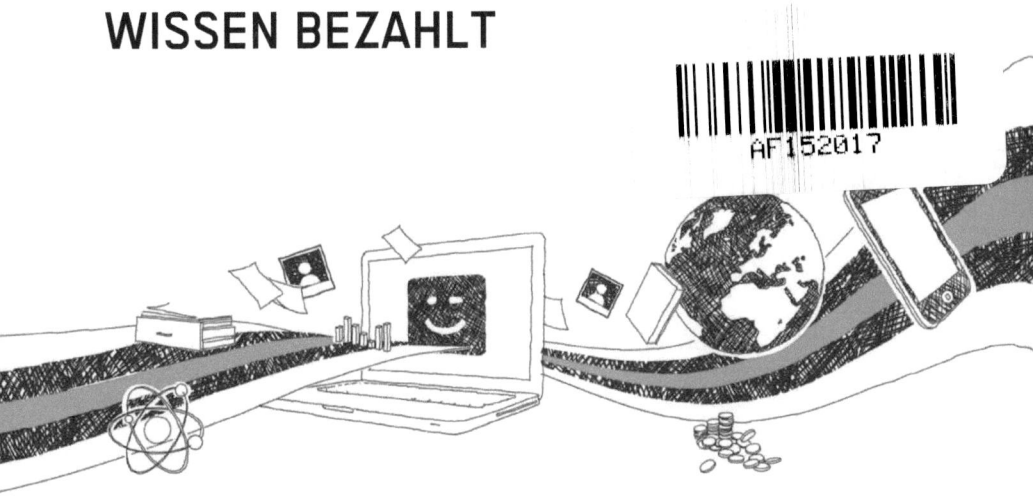

- Wir veröffentlichen Ihre Hausarbeit,
  Bachelor- und Masterarbeit

- Ihr eigenes eBook und Buch -
  weltweit in allen wichtigen Shops

- Verdienen Sie an jedem Verkauf

**Jetzt bei www.GRIN.com hochladen
und kostenlos publizieren**

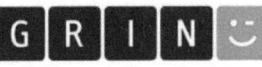

Rebekka Langenbach

Krankheitslehre einfach erklärt. Für Auszubildende der Alten- und Krankenpflege, Angehörige und Betroffene

GRIN Verlag

Bibliografische Information der Deutschen Nationalbibliothek:

Die Deutsche Bibliothek verzeichnet diese Publikation in der Deutschen National-
bibliografie; detaillierte bibliografische Daten sind im Internet über http://dnb.d-
nb.de/ abrufbar.

Impressum:

Copyright © 2015 GRIN Verlag GmbH
Druck und Bindung: Books on Demand GmbH, Norderstedt Germany
ISBN: 978-3-656-96219-9

Dieses Buch bei GRIN:

http://www.grin.com/de/e-book/298338/krankheitslehre-einfach-erklaert-fuer-
auszubildende-der-alten-und-krankenpflege

Krankheitslehre einfach erklärt

für Auszubildende der Alten- und Krankenpflege,
Angehörige und Betroffene

Rebekka Langenbach

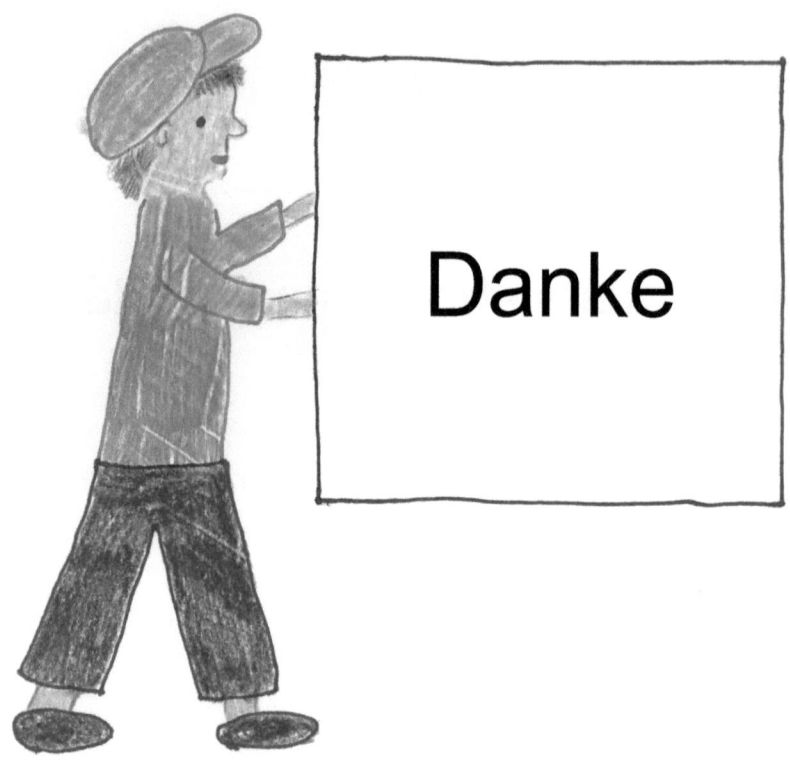

Danke

An meine Familie, die mich unterstützt und meine Texte durchgelesen hat.

An Hr. Endres, Fr.Schuster und alle anderen Dozenten, die mir durch die Ausbildung zur Altenpflegerin die Grundkenntnisse beigebracht haben.

An Sabine Hautzel, die mir durch ihre positiven Sätze mehr geholfen hat, als sie ahnt und die immer an mich geglaubt hat, dass ich alles gut schaffe.

Inhaltsverzeichnis

Vorwort

In diesem Manuskript werden die gängigen Krankheiten einfach und anschaulich erklärt. Komplizierte Vorgänge im Körper werden anhand von Bildern und Vergleichen verständlich dargelegt.

Es ist als Überblick und Hilfe für Auszubildende der Alten- und Krankenpflege gedacht, aber auch für Angehörige und die Betroffenen selbst hilfreich.

Über die Autorin

Mein Name ist Rebekka Langenbach. Ich arbeite derzeit als examinierte Altenpflegerin in einem Altenheim im Landkreis Altenkirchen in Rheinland-Pfalz. Seit meiner Ausbildung zur Altenpflegerin (Abschluss 2014) arbeite ich sehr gerne in meinem Beruf. Kurz vor meinem Examen haben mich Mitschüler gefragt, ob ich Ihnen Anämien, Osteoporose usw. erklären könnte, da Sie es sonst nicht wiedergeben konnten. Ich habe mir Beispiele überlegt, die wir im Alltag antreffen und wie man sich diese Erkrankungen anhand von Beispielen erklären kann, z.B. Anämien = Vergleich = Reis kochen mit roter Soße.

Mein Manuskript ist für Auszubildende der Alten-und Krankenpflege gedacht, aber auch für Angehörige oder die Betroffenen selbst. Ich hoffe, dass ich mit meinen Bildern und Beispielen Anderen eine Hilfe sein kann!

Atmung

Sinisitis

Sinisitis ist die Nasennebenhöhlenentzündung. Ursachen hierfür können verminderter Sekretabfluss durch Schleimhautschwellung aufgrund bakterieller Besiedlung sein z.b. Erkältungskrankheiten, Allergien, Nasenpolypen (gutartiger Geschwulst in der Nase) oder auch Zahnwurzelentzündungen sein. Zu den Symptomen zählen ein Druck- und Klopfschmerz der Nasennebenhöhlen, Schwellungen im Gesichtsbereich und ein vermindertes Hörvermögen. Als Therapie soll man inhalieren, salzhaltige Nasensalben nehmen, viel Trinken. Es wird keine Antibiose mehr angewendet, sondern Cortison zur Abschwellung.

Asthma Bronchiale

Asthma Bronchiale ist eine chronische Entzündung der Bronchialschleimhaut, mit verschiedenartigen Reizen, die eine Hyperreagibilität (Überempfindlichkeit) auslösen. Es gibt zwei Formen, die eine Form trifft vermehrt Kinder, dieses ist ein allergisches Asthma Bronchiale. Bei der zweiten Form handelt es sich um ein nicht Allergisches Asthma Bronchiale oder um eine Mischform, die eher Erwachsene bekommen. Bei der ersten Form sind die Ursachen eines Asthmas Bronchiale Allergien. Als Ursachen für die zweite Form kommen andere Entzündungsreize in Frage. Nicht allergische Faktoren z.B. Kindheitsasthma, akute/chronische Infekte und unbekannte Ursachen. Diese Ursachen können zur Entzündung der Bronchien führen. Ein Asthmapatient hat glasig/zähenden (Fadenziehenden) Schleim, deswegen bekommen sie schlechter Luft => Schleim verstopft die Bronchien. Ein Bronchialödem ist eine entzündliche Schwellung der Bronchialschleimhaut. Ein Bronchospasmus ist ein Krampf der Bronchialmuskelatur das ist die Wand. Die Symptome eines Asthma Bronchiale sind: Dyspnoe (anfallsartig), Giemen (exspiratorischer Stridor), Husten und Sputum (zäh-glasig). Der Verlauf ist zunächst charakteristisch beschwerdefreie Phasen, dann häufig Übergang in COPD (bezeichnet als Sammelbegriff eine Gruppe von Krankheiten der Lunge, die durch Husten, vermehrten Auswurf und Atemnot bei Belastung gekennzeichnet sind) und später Status asthmaticus =akuter, schwerer Asthmaanfall.

Pneumonie

Eine Pneumonie ist eine akute oder chronische Entzündung des Lungengewebes. Es gibt verschiedene Formen, je nach Ort der Ausbreitung einer Pneumonie. Die Lobärpneumonie (Lappenpneumonie), entzündet sind die Alveolen, die Entzündung breitet sich in einem Lungenlappen aus. Bei der interstitiellen Pneumonie ist der Zwischenraum zwischen den Alveolen entzündet, meist a-typische mildere Symptome (meist Folge eines Lungenödems). Die Bronchopneumonie ist eine nach Bronchitis (Erkältung) auftretende Pneumonieform. Sie ist eine sekundäre Pneumonie (Nacherkrankung), die Entzündung veläuft entlang des Bronchialbaumes = beidseitige Lungenentzündung. Ursachen einer Pneumonie sind meistens eine Infektion (Viren, Pilze, Bakterien), chemische Reizgase oder physikalische Reizung (Strahlen), Fremdkörperreiz und bakterielle Besiedlung von interstitiell zurückgestauter Flüssigkeit z.B. bei Herzinsuffizienz. Symptome einer Pneumonie können: Tachypnoe, Tachykardie und Pleuraschmerz (Atemabhängig) sein. Tritt vermehrt im Alter auf, verläuft lange mit untypischer/milder Symptomatik und hoher Letalität (Sterblichkeit). Zusätzlich häufige Herz-Kreislauf-Komplikation (Entzündungen verlangen Blut, also Lunge verlangt Blut, das Herz kann es nicht mehr versorgen). Um eine Pneumonie zu diagnostizieren, wird eine Röntgen-Thorax, Sputum Untersuchung oder evtl. elne Bronchoskopie zur Sputumgewinnung gemacht. Therapie ist vor allem Flüssigkeitszufuhr, ganz besonders Bettruhe, medikamentöse Thromboseprophylaxe und natürlich die Antibiose.

Lungenembolie

Eine Lungenembolie ist die Verschleppung eines Thrombus (Blutgerinnsel, das aus Thrombozyten entsteht, die zusammen geklebt sind. Thrombozyten verstopfen Wunden, um die Blutung zu stillen d.h. sie heften sich aneinander.) in die Lungenarterie oder ihren Ästen. Die Ursache einer Embolie ist zu 90% eine tiefe Beinvenenthrombose, selten im rechten Herzen entstandene Thrombosen. Die Symptome sind abhängig vom Ausmaß des betreffenden Lungenbezirks. Die akute Dyspnoe, Schocksymptomatik. Komplikation bei rezidivierenden Mikroembolien ist die Cor pulmonale (Rechts-Herz-Insuffizienz). Therapie ist eine evtl. Lysetherapie, darf nur max. 6 Std. nach der Embolie noch angewandt werden. Bei der Thromboektomie (Emboloektomie) holt man das Blutgerinnsel durch eine Operation raus. Thromboseprophylaxe ist besonders in und für die Pflege wichtig, hierbei sollen die Betroffenen laufen, die Beine im Bett durch spezielle Übungen bewegen. Heparinspritzen z.B. Fraxiparin oder Clexane gehören auch zur Prophylaxe, besonders bei immobil gewordenen Klienten oder kurzzeitig immobilen Klienten z.B. nach Operationen im Krankenhaus. Ganz wichtig bei einer „frischen Beinvenenthrombose" ist strikte Bettruhe, da sonst der Thrombus sich lösen kann und evtl. zur Lungenembolie wird.

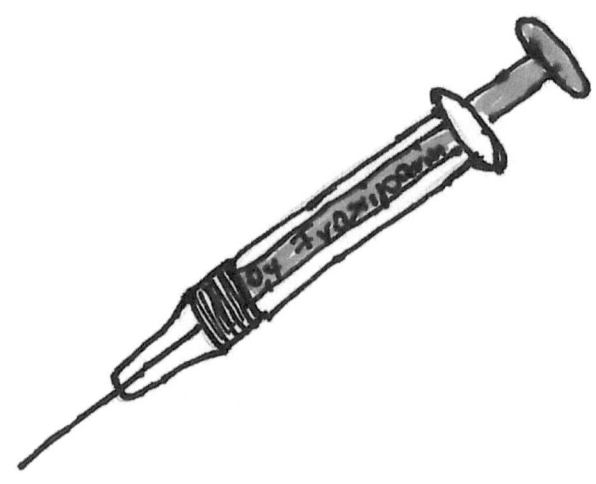

Abb. 1 Eine Fraxiparin-Spritze

Herz Kreislauf System

Links-Herz-Insuffizienz

Die Links-Herz-Insuffizienz gehört zu den Erkrankungen des Herzens. Definiert wird es als Schwäche des linken Herzens. Bei einer Herzschwäche versucht das Herz die Leistung zu steigern, d.h. es pumpt mehr Blut und schneller durch den Körper. Da das Herz diese Leistung aber nicht mehr schafft, weil es zu schwach ist, wird der Herzmuskel immer größer. Je größer der Herzmuskel, desto mehr Blut pumpt das Herz. Die Koronarien, das sind die kleinsten Gefäße im Herz, die das Herz selber mit Blut versorgen, sind im Bezug zu dem vergrößertem Herz zu schwach, dadurch entsteht eine chronische Unterversorgung des Herzens (Myokards). Später folgt dann eine beidseitige Insuffizienz (Myokardinsuffizienz). Man kann es sich bildlich vorstellen, wie wenn man eine Mauer baut. Der Beton für die Mauer ist nicht so stabil, die trägt nichts. Je dicker die Mauer gemacht wird, desto besser hält sie Gewicht aus, so denkt man. Unser Körper macht bei der Links-Herz-Insuffizienz genau dasselbe. Ursachen hierfür können sein, Bluthochdruck, Herzklappenfehler (Blut fließt wieder zurück) oder ein vorausgegangener Herzinfarkt (Narbenbildung, Narben lassen nichts durch, da sie aus Bindegewebe bestehen). Die Symptome sind oft unterschiedlich und müssen nicht alle auftreten z.B. Dyspnoe (Kurzatmigkeit/Atemnot), Zyanose (bläuliche Verfärbung) insbesondere nach Belastung, Leistungsminderung durch schlechte Muskelversorgung, Tachykardie, Nykturie (nächtliches Wasserlassen, mehr als 3-mal Wasserlassen in der Nacht) und evtl. Husten sog. Herzhusten. Auch dazu gehören die Symptome eines Lungenödems wie z.B. rasseln, brodeln, schleimiges Sputum. Die Therapie ist genauso wie bei der globalen Herzinsuffizienz. Komplikationen können eine Rechts-Herz-Schädigung, Lungenödem (Als Lungenödem bezeichnet man einen massiven Austritt von Flüssigkeit aus den kleinsten Blutgefäßen der Lunge, den Lungenkapillaren, in das Lungengewebe. Ein Lungenödem verursacht unter anderem Atemnot und Husten.) oder sogar ein tödliches Herzversagen sein.

Rechts-Herz-Insuffizienz

Bei der Rechts-Herz-Insuffizienz handelt es sich um eine Schwäche des rechten Herzens d.h. die unzureichende Fähigkeit des rechten Herzens, Blut aus dem Körperkreislauf in den Lungenkreislauf zu pumpen. Es ist eine chronische Überlastung des Ventrikels, entstanden durch zum einen durch erschwerte Lungendurchblutung durch eine chronische Lungenerkrankung (sog. Corpulmonale =Lungenkrankheit, die das Herz kaputt gemacht hat), zum anderen durch Links-Herz-Insuffizienz mit Rückstau in den Lungenkreislauf oder ein vorausgegangener Herzinfarkt (Narbenbildung). Die Symptome sind fast dieselben wie bei der Links-Herz-Insuffizienz z.b. Dyspnoe/Zyanose insbesondere nach Belastung, Leistungsminderung, Tachykardie, Nykturie, gestaute Hals-Armvenen (obere Hohlvene wird dicker), periphere Ödeme (Fuß, Knöchel), Meteorismus unter anderem Magen-Darm-Symptome (Meteorismus=Blähungen) und Stauungsnieren sowie Lebervergrößerung. Die Therapie ist dieselbe wie bei der Globalen-Herz-Insuffizienz. Bei der Rechts-Herz-Insuffizienz gibt es nur eine Komplikation, die selten auftritt und zwar Nierenversagen. Bei einer Herzinsuffizienz reagieren auch die Nieren mit einer langsamen, aber stetigen Verschlechterung ihrer Funktion. Der Grund liegt aber nur teilweise darin, dass das Herz "weniger Blut" durch den Körper pumpt. Viel wichtiger ist die Tatsache, dass die Gefäßverkalkungen nicht auf das Herz beschränkt sind, sondern den ganzen Körper betreffen. Die verkalkten und verengten Nierenarterien führen zu einer Mangeldurchblutung des Organs.

Globale-Herz-Insuffizienz

Die Definition einer Globalen-Herz-Insuffizienz ist die unzureichende Pumpleistung des gesamten Herzens. Da das Herz eine Einheit ist, wird z.B. bei einer Links-Herz-Insuffizienz auch das Rechte Herz irgendwann insuffizient, d.h. dann ist es eine Globale-Herz-Insuffizienz. Es gibt drei verschiedene Stadien, in die man eine Globale-Herz-Insuffizienz einordnen kann. Stadium 1 ist Symptomlos, d.h. man spürt das nicht (man hat noch keine Symptome). Bei Stadium 2 und Stadium 3 treten Symptome erstmals unter Belastung auf, wenn man z.B. Sport macht, spürt man die Symptome. Stadium 4 ist der schlimmste, hier hat man Symptome auch in Ruhe d.h. wenn man sich nicht anstrengt. Die Ursachen dieser Herz-Insuffizienz sind Hypertonie, Herzklappenfehler sowie KHK (Koronare Herz Krankheit) und vernarbter Herzinfarkt. Die Ursachen einer akuten (plötzlich/auftretenden) Herzinsuffizienz oder Herzversagens können eine entzündliche Herzerkrankung, akuter Herzinfarkt oder sogar schwere Herzrhythmusstörungen sein. Die Symptome sind dieselben wie bei der Rechts-Herz-Insuffizienz und der Links-Herz-Insuffizienz. Die Globale-Herz-Insuffizienz wird durch Röntgen Thorax (Röntgen von dem Brustbereich) diagnostiziert. Bei der Therapie gibt es die sog. „4 Ds" der Herzinsuffizienztherapie.

1. Digitalis: Digitalisclycoside steigern Kraft, Grad und Schnelligkeit der Herzkontraktion (wird aus Fingerhut gewonnen).

2. Diuretika: steigern die Urinausscheidung (je weniger Blutvolumen im Kreislauf, desto niedriger ist der Blutdruck).

3. Drucksenker (Blutdrucksenker): Medikamente die Blutdrucksenkend wirken wie z.B. Diuretika (ACE-Hemmer=Drucksenker)

4. Diät: meint salzarme Kost (Salz wirkt antidiuretisch) und Begrenzung der täglichen Trinkmenge.

KHK

KHK ist die Abkürzung für Koronare Herz Krankheit. Definition von KHK, die unzureichende Fähigkeit der Herzkranzgefäße den Sauerstoffbedarf des Herzmuskels zu decken (lassen zu wenig Blut durch). KHK wird oft durch Arteriosklerose verursacht, d.h. Ablagerungen in den Blutgefäßen. Ursachen der Arteriosklerose sind wiederum die Hyperlipidämie (zu viel Blutfette), die Hypertonie (Bluthochdruck), Nikotin und Diabetes mellitus. Diese Ursachen führen dazu, dass die Blutgefäße schnell verstopft (zugesetzt) werden. Je kleiner das Volumen der Blutgefäße, desto eher werden sie zugesetzt durch diese Ablagerungen die aus Arteriosklerose bestehen. Die Koronarien sind die kleinsten Gefäße im Blutkreislauf. Die KHK ist die häufigste Todesursache, da man sie kaum bemerkt. Symptome sind „Angina pectoris" (Druckgefühl auf der Brust), Schmerzen unter anderem retrostermal (hinter dem Brustbein) und teilweise Dyspnoe (Atemnot/Kurzatmigkeit) und Angst. In ganz schlimmen Fällen können Symptome wie Tachykardie (Bluthochdruck), Kaltschweißigkeit, Vernichtungsge-

fühle und Todesangst auftreten. Diese Symptome treten typischerweise auf bei kör-
perlichen Belastungen, arbeiten mit den Armen über den Kopf z.b. Maler, Kälte und
bei Aufregung, Stress oder Ärger. Unterschied zum Herzinfarkt ist die Reaktion auf
Nitro die innerhalb von 45sek.-5min. erkennbar ist. Damit kann eine KHK diagnostiziert werden. Bei Ausbleiben der Reaktion auf Nitro besteht der Verdacht auf einen
Herzinfarkt. Zur weiteren Diagnose kann ein EKG, Blutabnahme, Koronargraphie (Ist
eine Katheteruntersuchung des Herzens in Form einer Röntgenuntersuchung) und
Herzszintigraphie d.h. eine Herzuntersuchung mit Gammakameras = Langzeitkame-
ra und radioaktivem Kontrastmittel im Blut gemacht werden. Im akuten Fall gibt man
als Therapie immer Nitro Sublingual (Medikament zur akuten Blutdrucksenkung).
Dann folgt im Allgemeinen eine angepasste Bewegung sowie Ernährung. Medika-
mentös sind hier nur Nitrate, ß-Blocker, Calzium Antagonisten sowie Ass (Aspirin)
damit Thrombozyten nicht zusammenkleben aufzuführen. Mithilfe einer Ballondillata-
tion oder eines Stents (Drahtgeflecht) können Verengung aufgeweitet werden. Durch
einen Bypass (Brücke bauen um die Gefahrenstelle zu umgehen) werden ganz ver-
engte Stellen umgangen, diese können nicht mehr geweitet werden oder sind an un-
günstigen Stellen. Die einzige Komplikation ist der Herzinfarkt (Myokardinfarkt), unbehandelt kann man daran sterben.

Myokardinfarkt

Ein Myokardinfarkt entsteht wegen Nekrose (abgestorbenes Gewebe) in Abschnitten
des Herzens infolge mangelnder Blutversorgung = KHK (Koronare Herzkrankheit).
Es gibt einen Vorderinfarkt, Hinterinfarkt oder Seiteninfarkt. Die Ursache ist KHK und
deren Ursachen. Meistens ist es ein thrombotischer Verschluss einer durch Arteriosklerose vorgeschädigten Koronararterie. Die Symptome eines Myokardinfarkts sind
schwerer Anfall einer Angina pectoris (Engegefühl in der Brust), keine Linderung
nach Nitrogabe und evtl. Symptome einer Komplikation bis hin zum Herz-Sekunden-
Tod (medizinischer Fachausdruck für einen plötzlich und unerwartet eingetretenen
Tod, durch Herzerkrankungen ausgelöst). Ein fast symptomloser Herzinfarkt (ein sog.
Stummer Infarkt) tritt bei Diabetikern auf. Die Symptome falls sie auftreten deuten
nicht auf einen Herzinfarkt hin. Die Diagnose wird durch EKG oder Herzenzyme
(Nach einem Infarkt lassen sich erhöhte Enzymwerte schon wenige Stunden später

im Blut nachweisen) gestellt. Merkwort der allgemeinen Therapie eines Herzinfarktes ist BONN.

B= Beruhigen, O= O2 Versorgung verbessern, N=Nitroglycerin anwenden (Nitro Spray) und N= Neue Thrombenbildung verhindern, durch z.b. das Spritzen von Heparin wie z.b. Fraxiparin oder Clexane. Therapie bei Komplikationen ist nicht so leicht zu erklären, dass Kennzeichen ist A, B, C, D. A= Atropin bei vagaler Fehlfunktion (Atropin unterstützt den Sympathikus), B= ß-Blocker bei Tachykardie, C= Catecholamie bei kardiogenen Schock und D= Defibrillation bei Kammerflimmern und Herzstillstand. Bei einem frischen Infarkt wird versucht, die Koronardurchblutung wieder herzustellen (Ballondillatation/ Stent). Als Komplikationen können auftreten kardiogener Schock (Der kardiogene Schock ist eine Form des Schocks, die durch ein Pumpversagen des Herzens ausgelöst wird), Tachykardie (ist ein erhöhter Herzschlag. Die Herzfrequenz liegt dann bei mehr als 100 Schlägen pro Minute. Das rasende Herz ist nicht mehr in der Lage, sauerstoffreiches Blut effizient durch den Körper zu pumpen.) Bradykardie (ist ein verlangsamter Herzschlag. Die Herzfrequenz fällt unter 60 Schläge pro Minute ab. Mitunter kann der Herzschlag sogar ganz aussetzen. Normal ist ein langsames Herz zum Beispiel im Schlaf oder bei Leistungssportlern. Bei einer Bradykardie werden Körper und Gehirn nicht mehr ausreichend mit Blut und Sauerstoff versorgt: Die Folge sind Schwindel, Müdigkeit, Atemnot oder auch Ohnmacht. Die Symptome können schon bei alltäglichen Bewegungen und leichten Anstrengungen auftreten:

Kammerflimmern (lebensbedrohliche pulslose Herzrhythmusstörung), Herz-Ruptur (Herzwandaneurysma =Ausbuchtung der Herzwand). Weitere Komplikationen können Embolie, Rechts-Herzinfarkt oder der Herz-Sekunden-Tod sein.

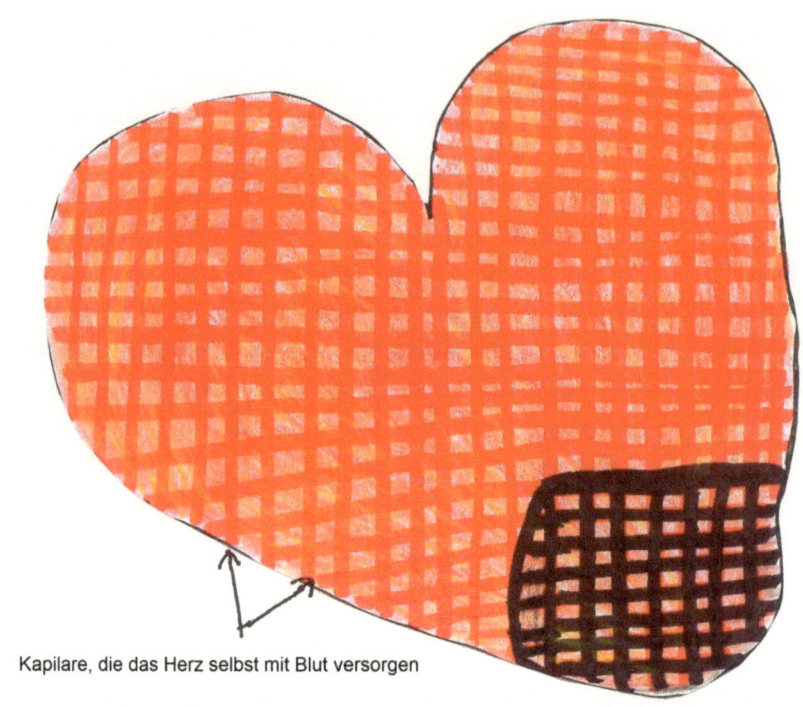

Kapilare, die das Herz selbst mit Blut versorgen

Abb. 2 Hier sieht man das Herz (Cor) von außen. Die schwarze Ecke ist nekrotisch (abgestorbenes Gewebe) und stellt somit einen Myokardinfarkt (Herzinfarkt) dar.

Anämien

Das Thema Anämien, kann man gut anhand eines sehr praxisnahen Beispiels erklären. Die Definition von Anämie bedeutet eigentlich zu wenig Blut (= Blutarmut), dies sagt nicht, dass man wirklich zu wenig Blut hat, sondern das etwas mit unserem Blut nicht in Ordnung ist. Die Symptome können Schwindel, Blässe, Zyanose (Blauverfärbung), Dyspnoe (Kurzatmigkeit), Tachykardie (Bluthochdruck), Leistungsminderung/Müdigkeit und sogar Synkopen (Kurzzeitige Bewusstlosigkeitsanfälle) sein. Wenn diese Symptome auftreten, sollte sofort ein Arzt informiert werden, da eine Anämie lebensbedrohlich sein kann. Es gibt fünf verschiedene Formen einer Anämie. Erythrozyten (sog. Rote Blutkörperchen) bestehen aus einem festen Bestandteil und aus dem roten Farbstoff (sog. Hämoglobin).

Die renale Anämie (Epomangelanämie)

Die renale Anämie gehört zu den hyperchromen Formen, d.h. zu viel Farbe (Hämoglobin) und zu wenig Erythrozyten. Man kann es sich gut vorstellen, wenn man in Gedanken Reis (=Erythrozyten) mit roter Soße (=Hämoglobin= rote Farbe) kocht. Zu viel rote Soße und zu wenig Reis ist eine Hyperchrome Form, da mehr rote Soße als Reis im Topf ist. Der Reis ist dunkelrot. Die Ursache für eine renale Anämie ist die Niereninsuffizienz, eine Schwäche der Nieren. Diese ist für die Filterfunktion des Blutes verantwortlich. Man kann es sich so vorstellen, das im Reis kleine schwarze Körner sind, deswegen wird der Reis vor dem kochen durch ein Sieb geschüttet. Das Sieb schafft es nicht alle schwarzen Körner rauszufiltern, man merkt das dann beim Essen. Unsere Niere schafft es auch nicht mehr das gesamte Blut zu filtern, deswegen wird weniger Sauerstoff transportiert, das ist ja die Hauptaufgabe der Erythrozyten. In der Niere wird außerdem noch das Erythropotein gebildet, das stimuliert die Erythrozytenproduktion und somit wird die Sauerstoffaufnahme verbessert. Ist die Niere zu schwach, wird kaum noch Erythropotein gebildet. Die Therapie ist natürlich die Behandlung der Nierenerkrankung und Erythropoteingabe. Bei der renalen Anämie ist der MCH-Wert erhöht. Der MCH-Wert ist der durchschnittliche Hämoglobin Gehalt einzelner Erythrozyten d.h. wie viel Farbe kommt auf eine bestimmte Anzahl Erythrozyten.

Vitamin B12 Mangelanämie

Die Ursache der Vit. B12 Mangelanämie ist meist Mangelernährung (Vegetarier). In unserem Beispiel essen z.b. Vegetarier die rote Soße nicht, es gibt aber nichts anderes zum essen. Sie essen dann nur Reis und haben dadurch einen Vitaminmangel. Nur mit einem bestimmten Faktor den sog. Intrinsic Faktor Abkürzung. IF kann Vit. B12 resorbiert werden. Intrinsic Faktor wird vom Magen gebildet, ist dieser entzündet oder es wurde sogar ein Teil des Magens entfernt sog. Magenteilresektion, kann Vit.B12 nicht aufgenommen werden, da kein Intrinsic Faktor gebildet wird. Man kann ganz viel Vit.B12 essen, ohne Intrinsic Faktor wird es so wieder ausgeschieden. Die Therapie ist die Behandlung der Magenentzündung (Gastritis), eine Ernährungsumstellung oder Vit.B12 Substitutionen (i.m) d.h. Spritzen in den Muskel damit Vit.B12 aufgenommen werden kann. Die Spritze kommt direkt in den Muskel, da sie sofort wirkt und dafür kein Intrinsic Faktor notwendig ist. (Umgehung des Magen-Darm-Trakts).

Eisenmangelanämie

Die Eisenmangelanämie ist eine Hypochrome Anämie, d.h. zu wenig Farbe (rote Soße) und zu viele Erythrozyten (Reis). Der MCH-Wert ist unten d.h. es sind viel zu wenig Hämoglobins auf den Erythrozyten. Die Ursachen hierfür sind: Mangelernährung (da Eisen in Fleisch enthalten ist, bei meistens vegetarischer Ernährung), Malabsorption (schlechte Resorption aufgrund verminderter Darmdurchblutung im Alter), erhöhter Eisenverbrauch (z.B. in Wachstumsphasen, Schwangerschaft, Stillzeit und Tumore) und erhöhter Eisenverlust bei chronischen Blutverlust z.B. Periode. Eisen ist im Hämoglobin enthalten, dieses ist wichtig für den Sauerstoff. Eisen bindet den Sauerstoff, damit dieser von den Erythrozyten in unserem Körper transportiert wird. Die Therapie dieser Anämie ist immer die Eisengabe.

Blutungsanämie

Die Blutungsanämie ist eine Normochrome Anämie, d.h. die Erythrozyten stehen im exakten Gleichgewicht zu dem Hämoglobin. In unserem Beispiel: Reis und Soße sind gut vermischt, der Reis ist schön rot. Erythrozyten leben nur 120 Tage, danach werden sie von der Milz aussortiert. Jeden Tag werden 200 Milliarden neue Erythrozyten gebildet und alte aussortiert. Bei der Blutungsanämie sind die Erythrozyten von der Farbe her gesund, doch sie leben nicht 120 Tage (was sie eigentlich müssten). Sie gehen vorher kaputt. Der MCH-Wert ist normal, da das Verhältnis der Farbe und der Erythrozyten stimmt. Die Ursache das die Erythrozyten kaputt gehen, sind chronische Blutungen z.B. Gastritis, Magen-Darm Krebs, Karzinome oder akute Blutungen z.B. Nasenbluten, Fehlgeburt, Bluthusten. Chronische Blutungen sind schlimmer als akute. In unserem Beispiel kann man sich das vorstellen, der Topf mit Reis und roter Soße schön gemischt steht am Ofen. Im Topf ist aber ein kleines Loch, daraus fließt der Reis und die Soße, das ist dann eine chronische Blutung. Akute Blutung ist, wenn z.B. die Lampe in den Topf fällt und dadurch die rote Soße und der Reis z.t. rausspritzen. Als Therapie ist die Blutstillung wichtig oder eine Transfusion von Erythrozyten Konzentraten. Man kann sich vorstellen, das Loch im Topf zuzukleben, so dass nichts mehr ausläuft. Oder in einen anderen Topf schütten.

Hämolytische Anämie

Die Hämolytische Anämie ist auch Normochrom, d.h. die Erythrozyten sind schön rot. Hämolyse bedeutet auflösen, die Erythrozyten leben keine 120 Tage. Ursachen hierfür sind: Hämolyse durch angeborene oder erworbene Erythrozytendefekte (die Erythrozyten sind nicht ganz richtig gebildet, das entweder von Geburt an oder erst später), Medikamentennebenwirkung oder künstliche Herzklappen (Metallherzklappen), da die Erythrozyten daran hängen bleiben können und sich so selbst zerstören. In unserem Beispiel, steht der Topf mit dem Reis und Soße (gut gemischt) am Ofen, man lässt ihn so da stehen. Nach 10-15 Minuten ist in dem Topf nur noch ein Matsch, der Reis hat sich fast aufgelöst. Wenn irgendwie möglich wird bei dieser Anämie die Grunderkrankung behandelt und ansonsten hier natürlich auch die Transfusion von Erythrozyten Konzentraten.

Magen-Darm-Trakt

Akute Gastritis

Eine akute Gastritis ist eine akute Entzündung der Magenschleimhaut. Die Magenschleimhaut ist die innere Auskleidung des Magens. Sie besteht aus einer Epithelschicht, einer Eigenschicht und einer Verbindungsschicht zur weiter außen liegenden glatten Muskulatur der Magenwand. Die Magenschleimhaut bildet die Magensäure und die am Verdauungsprozess beteiligten Stoffe und Intrinsic Faktor .Außerdem bewirkt sie die Auskleidung des Magens mit einer dicken Schleimschicht, die die Magenwand vor der Magensäure schützt. Die Schleimhaut des Magens ist je nach Füllungszustand in Falten gelegt. In den Magen passen ungefähr 1,5 Liter, da die Magenschleimhaut sich durch die Falten dehnt. Die Ursache ist ein Magensaftresistentes Bakterium, dem sog. „Bakterium Helicobacter pylori". Es ist ein Missverhältnis zwischen protektiven (schützenden) und aggressiven (angreifenden) Faktoren aufgetreten, die auf die Magenschleimhaut einwirken. Durch Medikamente, Noxen (Gifte), Alkohol oder Nikotin oder sogar durch Stress (psychogen), Schock, vor einer Op kann es zu einem Missverhältnis kommen. Oft ist die akute Gastritis Symptomlos, vor allem im Alter. Ansonsten sind es meistens Symptome wie Druckgefühl, Sodbrennen, Schmerz im Oberbauch und Übelkeit. Die Therapie ist bakterizide Medikamente z.B. Biomuth ein bakterizides Antibiotikum oder H2 Rezeptorenblocker. Komplikationen sind großflächige Erosionen (Geschwür was auf die Oberfläche der Schleimhaut begrenzt ist) und Ulzeration (Ulkuskrankheit). Eigentlich heilt es von selbst wieder ab, ansonsten bei Behandlung Heilung in ungefähr 2-3 Wochen.

Chronische Gastritis

Die Chronische Gastritis ist eine chronische Schleimhautentzündung mit Rückbildung der Schleimhaut. Ursache für eine chronische Gastritis sind eine chronifizierte, akute Gastritis, Alkoholismus und selten eine Autoimmunerkrankung. Die Symptome sind genauso wie bei der akuten Gastritis. Zusätzliche Symptome sind Anämie (verändertes Blut), Blässe, Tachykardie und Leistungsminderung. Die Therapie ist die Behandlung der Grunderkrankung und zusätzliche parenterale (Umgehung des Magen-Darm-Traktes) Gabe von Vitamin B12. Eine akute oder chronische Gastritis kann man mit einem Kühlhausdefekt vergleichen.

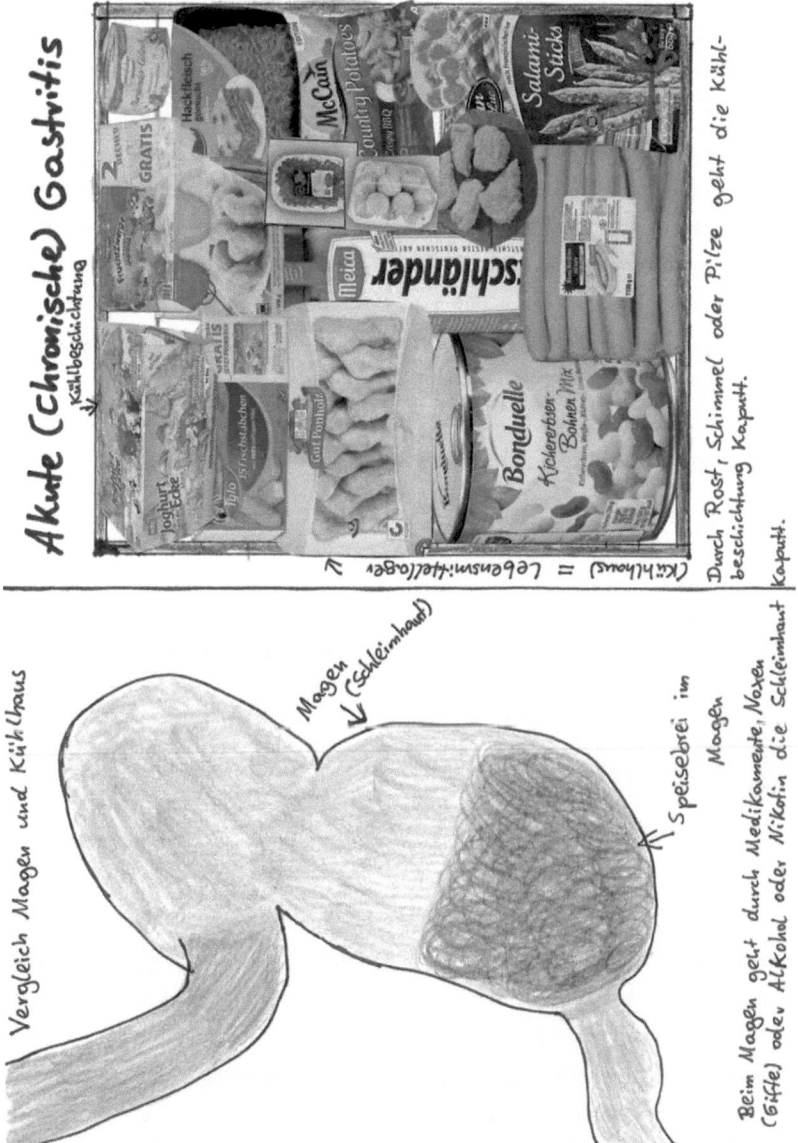

Abb. 3 Akute (chronische) Gastritis

Ulkuskrankheit

Ein Ulkus, ist eine Erkrankung mit einem tiefen allen Schichten der Schleimhaut durchsetzenden Defekt. Es gibt zwei verschiedene Formen, den Ulcus ventriculi (Magengeschwür) oder den Ulcus duodeni (Zwölffingerdarmgeschwür). Oft ist eine Ulkuserkrankung Symptomlos ansonsten tauchen Symptome wie Druckgefühl, Schmerz im Oberbauch und Übelkeit (Nausea) oder Erbrechen (Emesis) auf. Zu den Komplikationen eines Ulkus gehört z.B. Blutung, Perforation (gedeckt oder offen), Penetration (durchdringen) und Stenose (Verengung) oder sogar eine maligne Entartung. Zur allgemeinen Therapie gehört wenig Alkohol, Kaffee, Cola und Nikotinverzicht. Als medikamentöse Therapie werden oft bakterizide, Antazide und H2-Rezeptorenblocker angewendet. Operative Therapie wird angewandt, nach einer Perforation, Penetration oder einer unstillbaren Blutung, meistens ist das die Magen(teil)resektion z.B. nach Billroth. Ist die Ulkuserkrankung komplikationslos, kann es von selbst heilen, ansonsten hohe Rezidivrate. Verläuft die Ulkuserkrankung mit Komplikationen, sind dieses akute Notfallsituationen und die Letalität (Sterblichkeit) ist höher.

Appendizitis

Eine Appendizitis ist eine Entzündung des Appendix sog. Wurmfortsatz des Dickdarms. Die Appendizitis kann jeder jederzeit bekommen, außer die operierten Menschen. Die Menschen, die eine Blinddarmentzündung hatten, haben ihn herausoperiert bekommen. Blinddarm ist das gebräuchliche Wort des eigentlichen Wortes Appendix oder Wurmfortsatz. Die 2. Ursache ist eine immunologische Reaktion, die zu Komplikationen führt. Die Symptome einer Appendizitis sind meistens unspezifisch z.B. Unterleibsschmerzen, Erbrechen, Völlegefühl, Übelkeit, Temp.axillar. Diese Symptome treten auch bei anderen Erkrankungen auf, deshalb denkt man nicht sofort an eine Appendizitis. Spezifische Symptome sind der Druckschmerz, Loslasschmerz und Abwehrspannung am „Mc Burny" (bestimmter Punkt im Unterleib) und die Leukozytose (erhöhte Leukozyten). Die Leukozytose ist bei jedem Menschen unterschiedlich hoch, deswegen ist die Appendizitis so schwer zu diagnostizieren. Bei der Appendizitis gibt es Besonderheiten, wie z.B. schwere Diagnostik wegen Symptomlosen Verlauf im Alter und Lagevarianten d.h. der Appendix liegt nicht bei allen Menschen exakt an der selben Stelle. Die Komplikationen können sein Abszess, Perforation des Appendix, Penitritis und Nekrotisierung => paralytischer Illeus. Als Therapie gibt es nur die Operation.

Osteoporose

Die Definition von Osteoporose ist: abnorme Abnahme von Knochensubstanz mit erhöhter Frakturneigung des Knochen. Osteoblasten bauen zu wenig Knochensubstanz auf, weil zuwenig Calzium zur Verfügung steht, oder sie in ein Ungleichgewicht zu den Osteoklasten stehen (Hormonelle Dysfunktion), zu wenig Anreiz= Immobilität. Primär (direkt) ist die Ursache hierfür unbekannt, ansonsten sind Ursachen Gastrointestinale Erkrankung (Magenteilresktion, Leberzirrhose) Fehlernährung, Niereninsuffizienz, Bewegungsmangel und genetischer Enzymdefekt. Symptome sind vor allem Knochenschmerzen (Brustwirbelsäule, Lendenwirbelsäule), Muskelverhärtungen (Hypertonus aufgrund Fehlhaltungen), Wirbelkörpereinbrüche und Spontanfrakturen in der Peripherie z.B. Schenkelhals (Knickstelle im Hüftgelenk), Humerus (Oberarmknochen), Radius (ein Knochen des Unterarms). Es gibt auch noch sog. Leitsymptome diese sind vor allem der Anlaufschmerz (bei ersten morgendlichen Bewegungen), Belastungsschmerz, Ermüdungsschmerz (nach längeren Belastungen abends), Witterungsbedingterschmerz und Veränderungen im Gangbild sowie feinmotorische Störungen. Die Diagnose wird festgestellt durch Anamnese (körperliche Untersuchung), Röntgen, CT und Blutuntersuchungen (Labor). Die Therapie ist vor allem die Ernährung z.B. Calzium reich (Milchprodukte, Mineralwasser), Eiweiß-Phosphat arm (Lebensmittel die für relativ viel Phosphat stehen: Milch Milcheiweiß, Vollmilchpulver, Magermilchpulver, Vollei und Kakaomasse). Dann ist Bewegung sehr wichtig z.B. Schwimmen, körperliche Betätigung in UV-Licht (Sonnenstrahlen). Bei den Medikamenten gibt es zum einen die Calzitoningabe, Vitamin D3 Substitutionen, Osteoklastenhemmer z.B. Ostac oder Osteoblastenstimmulierer und die Östrogengabe in der Postmenopause. Komplikation kann eine Schenkelhalsfraktur sein. Ein gutes Beispiel, mit dem man die Erkrankung Osteoporose gut erklären kann ist z. b. ein Hausbau (siehe Bild). Ein Fachwerkhaus wird mithilfe einer Balkenkonstruktion gebaut, je höher das Haus, desto höher die Balken. Beim Knochenbau entsteht auch so ein Gerüst und zwar die Knochenbälkchen. Diese stützen den Knochen und halten ihn. Wenn die Balkenkonstruktion beim Fachwerkhausbau irgendwie spröde ist, kracht die gesamte Konstruktion zusammen und das Haus stürzt zum Teil ein. So auch beim Knochen, die Knochenbälkchen sind spröde (Osteoporose) und der Knochen bricht ein Stück ein, d.h. er sackt zusammen. Meistens brechen als erstes die Wirbelkörper (Wirbelsäule), deswegen wird der Mensch kleiner.

Vergleich Fachwerk- und Knochenaufbau

Die Balken beim Fachwerk stützen, die Knochenbälkchen beim Knochen auch.

Knochen mit Knochenbälkchen
↓

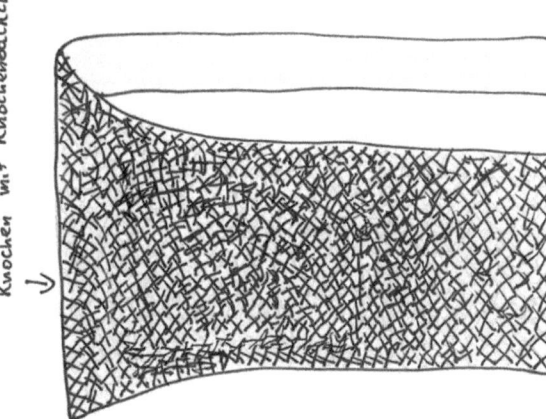

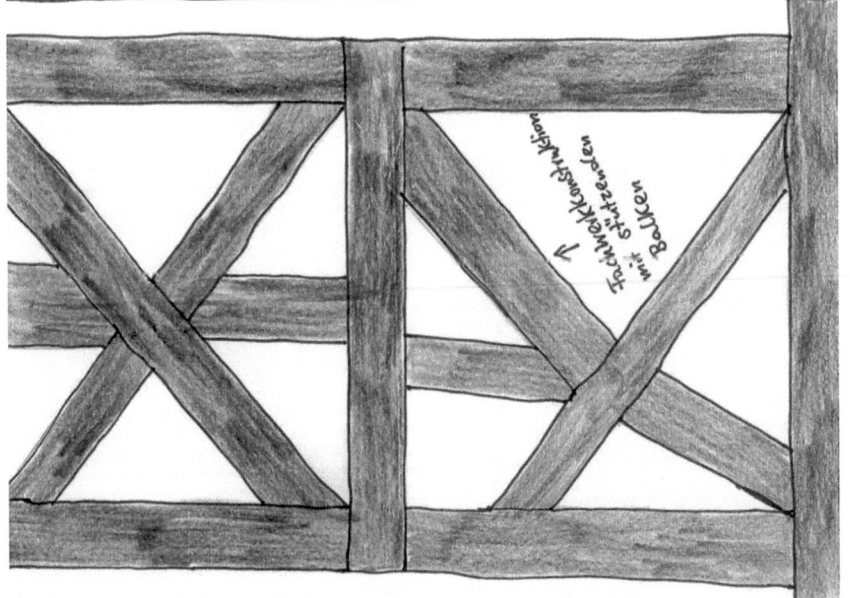

Fachwerkkonstruktion mit stützenden Balken
↑

Abb. 4 Vollständiges Fachwerk, gesunder Knochen

Knochen erneuern sich immer wieder bzw.
Osteoblasten bauen immer wieder neu auf.
Kommt es zu einem Ungleichgewicht zwischen
Osteoblasten und Osteoklasten, sieht der
Knochen so aus wie auf dem Bild.

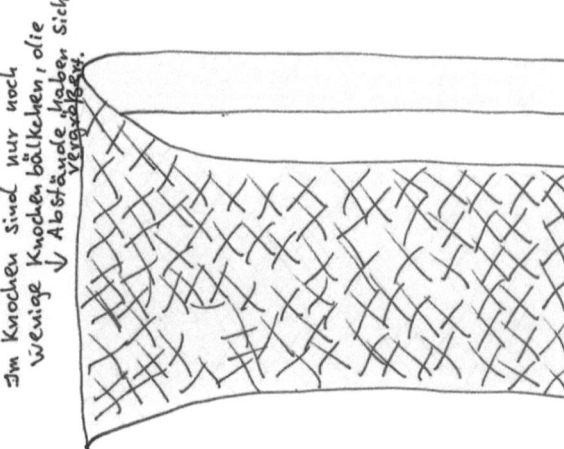

Im Knochen sind nur noch
wenige Knochenbälkchen, die
Abstände haben sich
vergrößert.
↓

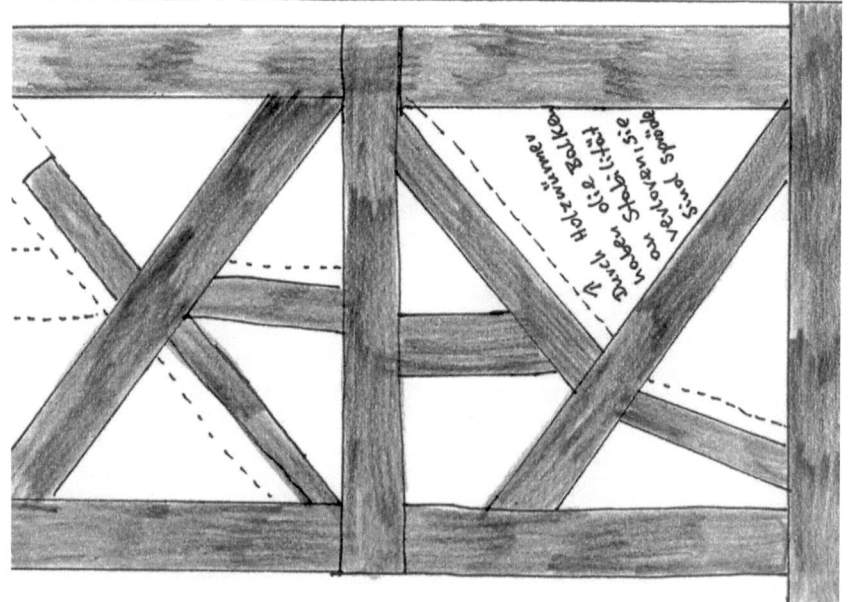

Durch Holzwürmer
haben die Balken
verloren, sie sind
nun Standfest.

Abb. 5 Sprödes Fachwerk, kranker Knochen

24

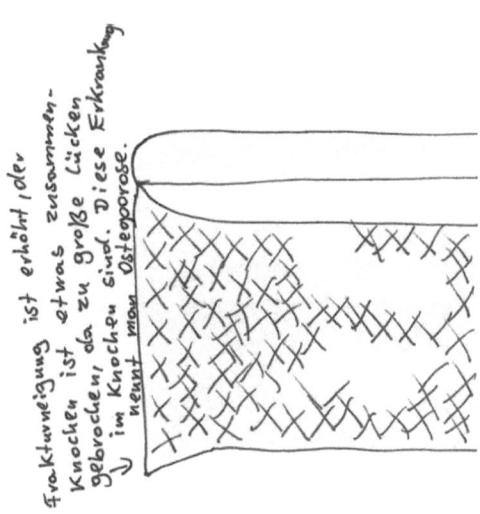

Frakturneigung ist erhöht / der
Knochen ist etwas zusammen-
gebrochen, da zu große Lücken
im Knochen sind. Diese Erkrankung
nennt man Osteoporose.

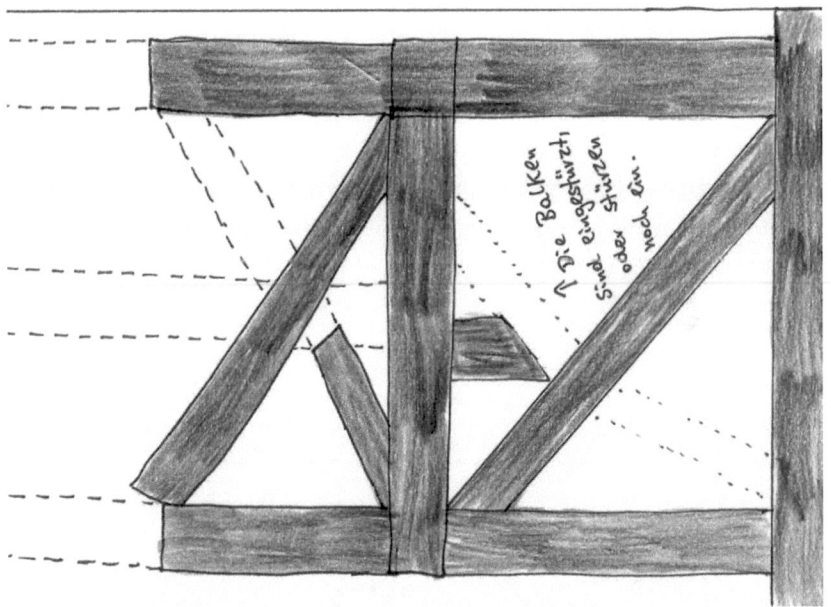

↑ Die Balken
sind eingestürzt,
oder stürzen
noch ein.

Abb. 6 Einsturzgefährdetes Fachwerk, frakturgefährdeter Knochen

25

Phosphat

Bei fortgeschrittener Erkrankung kann die Niere ihrer Aufgabe innerhalb des Phosphatstoffwechsels immer weniger nachkommen und der Phosphatspiegel im Blut steigt an. Dies wiederum führt zu Störungen der für den Calcium- und Phosphathaushalt verantwortlichen Hormone, zu einer Entmineralisierung der Knochen (Osteoporose) und damit langfristig zu Calcium-Phosphat- Komplexen, die sich in den Gefäßen, aber auch in Weichteilen ablagern und dann die Funktionalität ungünstig beeinflusst.

Osteomalazie

Die Osteomalazie ist eine Knochenerweichung, wird im Kindesalter auch Rachitis genannt. Ursache einer Osteomalazie ist z.B. Vitamin D-Mangel (zuwenig UV-Bestrahlung, Mangelernährung, Resorptionsstörung, Leberzirrhose) oder Phosphatmangel (selten bei Mangelernährung und Alkoholismus). Die Symptome sind: Knochenschmerzen (ähnlich wie bei Osteoporose), gelegentlich Verbiegungen der langen Röhrenknochen und ganz selten Spontanfrakturen. Die Diagnose wird durch Blutuntersuchung, Urinuntersuchung und evtl. Röntgen der unteren Extremitäten gestellt. Die Therapie ist Vitamin D3 Substitutionen bzw. Phosphatsubstitutionen. Osteomalazie ist mit Wiederherstellung normaler Knochenhärte gut heilbar. Diese Erkrankung wird nicht selten übersehen.

Diabetes

Beim Diabetes mellitus, im Volksmund auch Zuckerkrankheit genannt, handelt es sich um eine chronische Stoffwechselstörung (Störung des Stoffwechsels von Kohlenhydraten, Fetten und Eiweißen) die auf einen absoluten (Typ I Diabetiker) oder auf einen relativen (Typ II Diabetiker) Insulinmangel zurückzuführen ist. Das Hauptkennzeichen einer Diabeteserkrankung sind lang anhaltende hohe Blutzuckerwerte (Hyperglykämie) d.h. der Zucker aus der Nahrung kann nicht in die Körperzelle gelangen und somit nicht in Energie umgewandelt werden. Weltweit leiden rund 250.000.000 Millionen Menschen unter der Erkrankung Diabetes. In Deutschland sind es ca. über 6.000.000 Millionen, damit ist Diabetes eine der häufigsten Stoffwechselerkrankungen.

Insulin ist ein Hormon der Bauchspeicheldrüse (Pankreas), das dort von den sog. Langerhans Inseln genauer den ß-Inselzellen (gesprochen: Beta-Inselzellen) gebildet wird. Am Besten stellt man sich das vor, wie ein Ozean, indem es mehrere Inseln gibt (die ß-Inseln). Natürlich gibt es auch noch andere Inseln die α-Inseln (gesprochen: Alpha-Inseln).

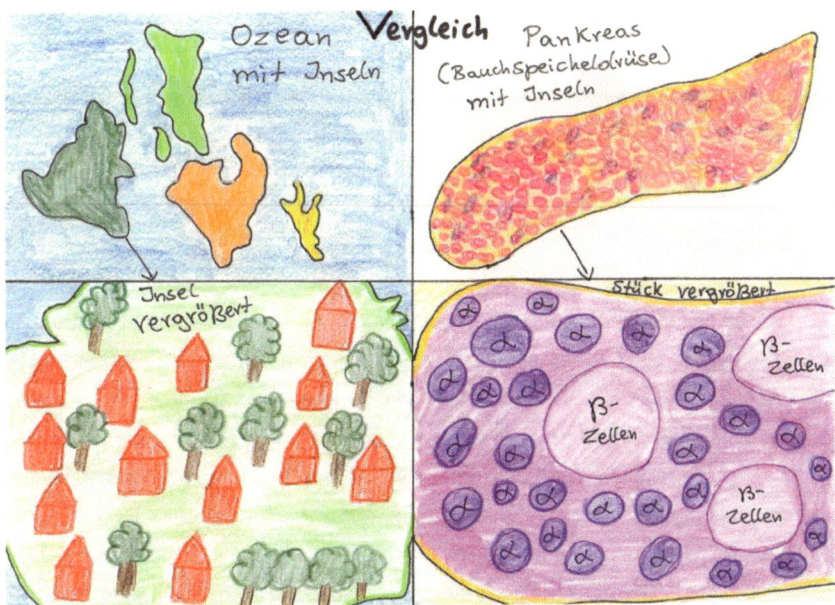

Abb. 7 Vergleich einer Insel mit einer Bauchspeicheldrüse

27

Die Kohlenhydrate in unserem Essen werden vom Verdauungsapparat in Zucker umgewandelt, dieser geht ins Blut und somit steigt der Blutzucker (Abkürzung: Bz). Man kann es sich vorstellen wie auf dem Bild. Das Essen gelangt durch die Speiseröhre in eine Fabrik (den Magen), wo Zucker rausgefiltert wird. Der Zucker wird in LKWs verladen und fährt durch das Blut. In unserem Körper transportieren rote Blutkörperchen den Zucker, damit ist der Bz angestiegen. Im Bild sieht man, dass viele LKWs auf der Straße fahren. Damit eine Zelle Zucker bekommen kann, müssen sich erst Rezeptoren (Eingang, Kanäle) öffnen, das ist so wie wenn ein Pförtner die Türe aufschließt. Nur durch das aufschließen der Türe gelangt man in den Raum. In unserem Körper ist das Hormon Insulin der Pförtner, der die Rezeptoren der Zelle öffnet, damit Zucker (Glukose) in die Zelle transportiert wird. Dadurch sinkt wiederum der Bz, es fahren nur noch wenige LKWs mit Zucker durch das Blut. Die Zellen benutzen den Zucker als Energiequelle, ohne den sie nichts machen könnten und kraftlos (müde, Schlapp) werden würden. Gleichzeitig sorgt Insulin auch dafür, dass Fettsäuren aus dem Blut in die Leberzelle aufgenommen werden, dadurch werden Blutfette abgebaut. Aminosäuren gelangen durch Eiweißsynthese (Eiweißaufspaltung) in die Zellen. Außerdem wird Glukose noch als Glykogen (inaktive Vorstufe von Glukose = Zucker) in der Leber, Muskelzellen und Fettzellen gespeichert, evtl. für späteren Energiebedarf. Der Gegenspieler von Insulin das Hormon Glukagon, das auch in der Bauchspeicheldrüse gebildet wird (genauer: Alpha- Inselzellen) wird in seiner Blutzucker erhöhenden Wirkung gehemmt durch Insulin.

Typ I Diabetiker

Bei den Typ I Diabetikern sind die ß-Zellen zerstört, d.h. die Inselzellen in der Bauchspeicheldrüse. Die Folge davon ist ein absoluter Insulinmangel, d.h. die Zellen der Bauchspeicheldrüse produzieren zunächst viel zu wenig und später gar kein Insulin mehr, dies führt dazu das der Zucker im Blut ansteigt, da er nicht in die Zellen gelangt. Daher muss bei Typ I Diabetikern ein Leben lang Insulin dem Körper zugeführt werden. Ursachen hierfür sind zum einem die Autoimmunerkrankung. Bei der Autoimmunerkrankung kämpft die Körperabwehr gegen eigene Zellen, anstatt gegen Bakterien oder Viren. Die Antikörper (Körperabwehr) kämpfen spezifisch gegen ein Enzym der ß-Zellen. Dadurch werden die ß-Inselzellen so zerstört oder geschädigt, dass diese kein Insulin mehr produzieren können. Auch aufgrund der genetischen Veranlagung kann es dazu kommen, dass kein Insulin mehr gebildet wird. Viren können aber auch die Inselzellen zerstören, wenn die Körperabwehr sie nicht bekämpft bekommt. Die Ursachen der Typ I Diabetiker sind ideopathisch, d.h. ohne erkennbare Ursache. Man kann zwar die Diagnose stellen, doch die Ursache ist nicht feststellbar. Die Erkrankung des Typ I Diabetes entwickelt sich schneller als beim Typ II. Typische Symptome die meistens akut auftreten beim Typ I Diabetes sind: Abgeschlagenheit (Müdigkeit), Sehstörungen, Gewichtsverlust, Polyurie (häufiges Wasserlassen, der Körper versucht bei Diabetes, den vermehrt im Blut vorhandenen Zucker über den Urin auszuscheiden. Betroffene haben deshalb einen verstärkten Harndrang), vermehrtes Durstgefühl (Ein verstärkter Harndrang kann einen Wassermangel zur Folge haben), trockene Haut und schlecht heilende Wunden usw.

Typ II Diabetiker

Beim Typ II Diabetiker ist das Insulin nicht mehr so wirksam. Die Folge ist ein relativer Insulinmangel d.h. die Insulinrezeptoren reagieren nur noch abgeschwächt auf das Insulin, später produzieren die Zellen der Bauchspeicheldrüse immer weniger Insulin. Der Blutzucker kann wenn überhaupt nur noch unzureichend aus dem Blut in die Zellen transportiert werden. Als Ursache für Typ II Diabetes spielt bei der Entstehung die Vererbung (genetische Faktoren) eine wichtige Rolle. Es kann aber trotz Veranlagung nicht zur Erkrankung kommen, hierbei sind andere Ursachen wichtig wie z.B. Hochkalorische Ernährung (= Überernährung) durch die der Insulinbedarf ansteigt und es somit zu einer Erschöpfung der ß- Inselzellen kommt. Bewegungsmangel ist ein weiterer Faktor, wenn wir uns viel bewegen, wird der Blutzuckerspiegel gesenkt und dadurch können wir zusätzliche Insulinausschüttungen vermeiden. Die Wirkung des Insulins wird durch Übergewicht verringert. Die meisten Typ II Diabetiker (ca. 80%) sind übergewichtig. In vielen fällen hat der Typ II Diabetiker oftmals keine Symptome, diese treten erst später auf. Die Symptome für den Typ II Diabetes sind: vermehrtes Durstgefühl, erhöhte Harnausscheidung, Müdigkeit, körperliche Schwäche, Antriebsarmut, schlecht heilende Wunden, Juckreiz und Infektionsanfälligkeit. Viele denken nicht an Diabetes bei diesen Symptomen.

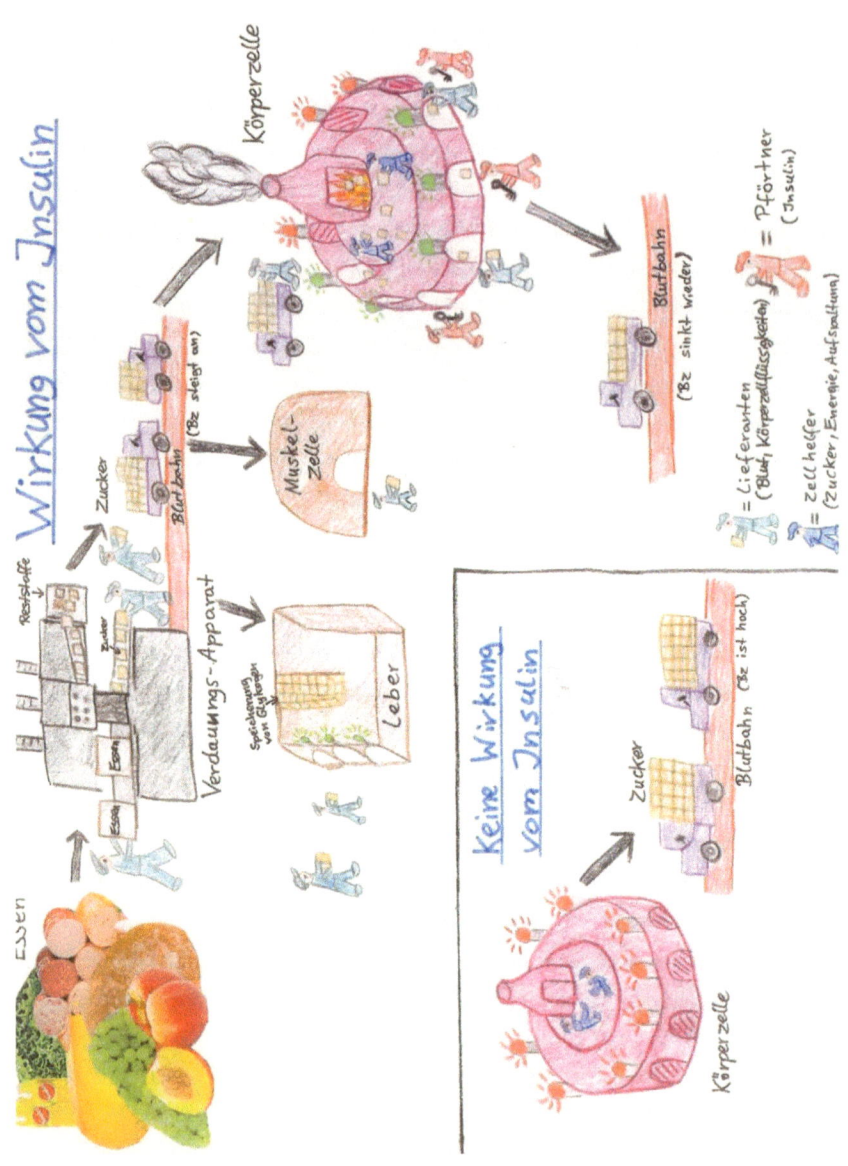

Abb. 8 Die Wirkung von Insulin

Blutzucker

Blutzuckerwerte nach der Deutschen Diabetes Gesellschaft

1. Nüchtern Blutzucker:
   Normaler Wert: unter 100mg/dl
   Verdacht auf Diabetes: 100-126mg/dl
   Diabetes: über 126mg/dl
2. 2 Std. nach dem Essen Kapillar (Finger)
   Normaler Wert: unter 140mg/dl
   Verdacht auf Diabetes: 140-200mg/dl
   Diabetes: über 200mg/dl
3. 2 Std. nach dem Essen Venös
   Normaler Wert: unter 120mg/dl
   Verdacht auf Diabetes: 120-180mg/dl
   Diabetes: über 180mg/dl
4. HbA1c Wert:
   Normaler Wert: 6,5%
   Verdacht auf Diabetes: 6,5-7,5%
   Diabetes: über 7,5%

Wie messe ich den Blutzucker?

1. Hände waschen
2. Fingerbeere nehmen (Seite vom Finger)
3. Alle Finger dürfen hierfür genommen werden, außer den Zeigefingern!!!
4. Teststreifen in das Bz Gerät stecken
5. Mit einer Lanzette oder einer Einstichhilfe in die Fingerbeere stechen
6. Ersten Blutstropfen wegwischen mithilfe eines Tupfers
7. Blutstropfen mit Bz- Gerät aufnehmen
8. Mit Tupfer fest auf Einstichstelle drücken
9. Warten bis Gerät das Ergebnis anzeigt

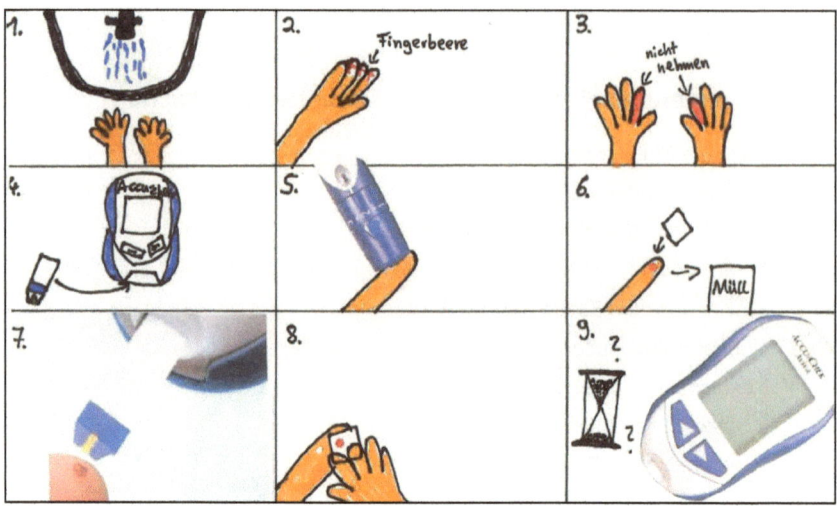

Abb. 9 Wie messe ich den Blutzucker?

Weitere Diagnose

Die Diagnose Diabetes kann vom Arzt durch den nüchtern Blutzucker, dem Blutzucker 2 Std. nach dem Essen (über 200mg/dl) und dem HbA1c Wert festgestellt werden. Der HbA1c ist ein Hämoglobin (Abkürzung: Hb, der rote Blutfarbstoff), dieses Hämoglobin ist in der Zellflüssigkeit (Zytoplasma) eines jeden Erythrozyten zu finden, jedes von ihnen hat vier Eisenmoleküle, um damit den Sauerstoff zu binden. Das HbA1c ist ein besonderes Hämoglobin, da es Zuckerarme hat, wo immer ein rest Zucker dran bleibt, das ist dann der HbA1c Wert. Dieser Wert (das sog. Blutzuckergedächtnis) sagt nicht, ob man überzuckert oder unterzuckert ist, sondern wie die letzten acht bis zehn Wochen gelaufen sind. Je mehr veränderte Hämoglobinwerte (HbA1c) vorkommen im Blut, desto mehr Zucker wurde in den letzten acht bis zehn Wochen transportiert. Nach acht bis zehn Wochen werden die alten Erythrozyten aussortiert in der Milz. Denn dieser Zeitraum entspricht in etwa der Lebensdauer der roten Blutkörperchen. Der HbA1c Wert kann fälschlicherweise auch noch relativ normal sein, wenn der Klient häufig unterzuckert ist, da nur der Durchschnitt festgestellt wird.

Typ II Diabetiker sind bei gleichzeitigem Bluthochdruck besonders gefährdet, Folgeerkrankungen zu bekommen.

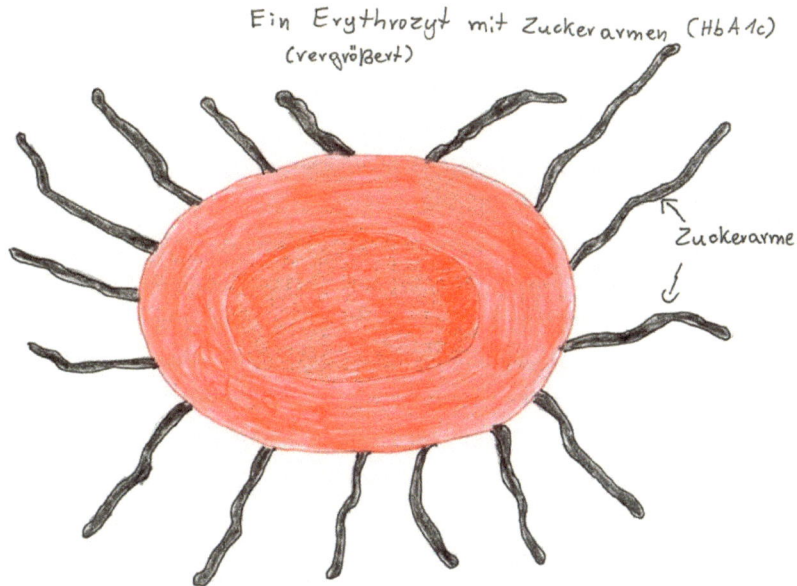

Abb. 10 Ein Erythrozyt mit Zuckerarmen (HbA1c)

Normalerweise enthält Urin keinen Zucker. Tritt Urinzucker auf, muss der Blutzucker mindestens über 180mg/dl gelegen haben. Sobald Zucker in die Niere ankommt, holt diese den wieder zurück und gibt den Zucker wieder ans Blut weiter, je mehr Zucker ankommt, desto mehr schafft es die Niere nicht alles zurückzuholen und wir scheiden Zucker aus.

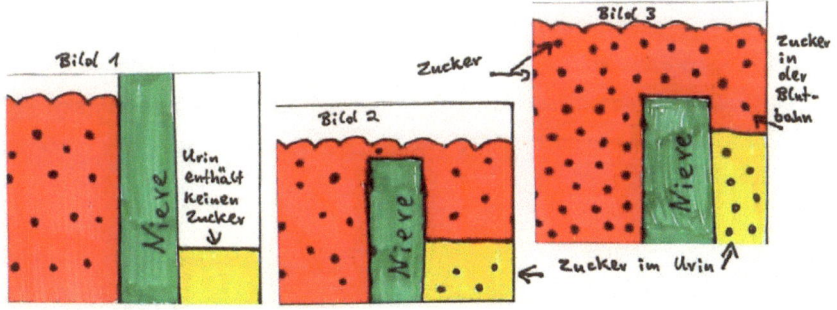

Abb. 11 Zucker in der Blutbahn

Ernährung bei Diabetes

Die Therapie des Diabetes steht auf drei Säulen: Medikamente oder Insulin, Ernährung und körperliche Aktivität (Bewegung). Ohne Ernährung würde der Torbogen einstürzen, weil eine tragende Säule fehlt. Eine moderne Diabeteskost folgt im Prinzip den regeln einer gesunden Ernährung, die auch für Nichtdiabetiker gilt. Essen und trinken spielen im Alltag des Menschen eine große rolle. Wir Essen zu viel fett, zu viel Zucker und zu viel Fleisch. An solch einer Aussage aus Ernährungs- und Gesundheitsberichten ist was dran. Es wird immer mehr gegessen und auf die regelmäßige Bewegung aus unterschiedlichen Gründen verzichtet. Bei einem Diabetiker stellt die richtige Ernährung zusätzlich eine wichtige Behandlungsmaßnahme dar. In vielen Fällen führt eine Ernährungsumstellung und wenn notwendig eine Gewichtsabnahme zu einer deutlichen Verbesserung der Blutzuckereinstellung! Besser als das „krampfhafte" meiden bestimmter Nahrungsmittel oder die Umstellung auf angebliche Diät-Produkte ist die Ausrichtung auf die Ernährungsrichtlinien. Die deutsche Gesellschaft für Ernährung empfiehlt folgende Aufteilung des täglichen Energiebedarfs (= was der Körper täglich braucht). Kohlenhydrate (55%), nur 30% Fett und 15% Eiweiß. Typ II Diabetiker, die kein Insulin spritzen müssen ihre Essgewohnheiten an die Richtlinien der Deutschen Gesellschaft für Ernährung (DGE) anpassen, aber auch den anderen Diabetikern sowie Nichtdiabetiker wird es empfohlen. Dazu gehören die 10 Regeln der DGE und die Ernährungspyramide.

Eine richtig zusammengesetzte Ernährung stellt eine wichtige Vorraussetzung dar, um körperlich und geistig gesund und leistungsfähig zu sein. Der Organismus erhält dadurch die Nährstoffe, die er braucht, in ausreichender Menge über die Nahrung. Wenn der Bedarf an Nährstoffen über die Nahrung nicht erfüllt wird, können ernährungsabhängige Erkrankungen entstehen. Die Folgen eines unsachgemäßen Ernährungsverhaltens werden meist nicht unmittelbar spürbar, sondern zeigen sich als langfristige Folgen oft erst nach Jahrzehnten.

Komplikationen und Spätfolgen bei Diabetes

Hyperglykämisches Koma (Überzuckerung)

Bei einem Hyperglykämischen Koma können die Blutzuckerwerte insbesondere bei Typ II Diabetiker über 1000mg/dl erreichen. Bei Typ I Diabetiker schon ab 400mg/dl. Ursachen für ein solches Koma sind:

- zu wenig Insulin gespritzt (zuviel Zucker ist im Blut, da kein Insulin die Rezeptoren für die Körperzellen öffnet. Die Lkws fahren immer noch beladen durch das Blut)
- zu viel, vor allem Kohlenhydratreiche Nahrungszufuhr (Lebensmittel lassen den Blutzucker unterschiedlich schnell ansteigen, Kohlenhydratreiche Lebensmittel sorgen für einen schnellen Anstieg z.b. Brot, Nudeln, Reis, Hülsenfrüchte und Bohnen)
- akute Infektionen (Bei schlecht eingestelltem Blutzucker verlaufen Infektionen jedoch schwerer und verschlechtern den Blutzuckerstoffwechsel zusätzlich)
- Bewegungsmangel evtl., plötzliche Bettlägerigkeit (Übergewicht und Bewegungsmangel verstärken eine bereits im Körper vorhandene Unempfindlichkeit gegenüber Insulin =Insulinresistenz)

Symptome: vermehrte Harnausscheidung und Durst, positiver Urinzucker, Benommenheit bis hin zur Bewusstlosigkeit, positiver Ketontest im Urin (Ketonkörper sind zusammengefasst verschiedene Substanzen die beim Abbau von Fettsäuren entstehen), Übelkeit, Erbrechen, Fieber, Atmung (Kussmaulatmung = flache, schnelle Atmung), Appetitlosigkeit usw.

Hypoglykämischer Schock (Unterzuckerung)

Wenn der Blutzuckerwert unter 50-60mg/dl sinkt, spricht man von einer Unterzuckerung (Hypoglykämie). Das ist die häufigste Nebenwirkung bei der Behandlung eines Diabetes mellitus mit Insulin. Auch bei der Therapie mit Medikamenten können Unterzuckerungen auftreten. Mögliche Ursachen für einen Hypoglykämischen Schock sind:

- zu viel Insulin gespritzt (Dementiell erkrankter Mensch sieht den Insulinpen und spritzt sich immer wieder)
- keine rechtzeitige, auszureichende Nahrungszufuhr, vor allem Kohlenhydrat-mangel (zu wenig gegessen, oder kaum Lebensmittel die den Bz schnell an-steigen)
- Alkohol in größeren Mengen
- Unübliche, extreme körperliche Belastung (bei Bewegung wird Zucker in den Zellen verbrannt und dadurch entsteht dann eine Unterzuckerung)

Symptome für eine Hypoglykämie sind:

„Heißhunger", Schweißausbruch, Blutdruckanstieg, Nervosität, Unruhe, aufgrund Glukosemangel in den Neuronen pelziges Gefühl um die Lippen, Konzentrations-schwäche Sehstörungen, Sprachstörungen, Aggressivität, Krampfanfälle und Be-wusstlosigkeit.

Vorbeugen einer Unterzuckerung

Diabetiker die Insulin spritzen, müssen regelmäßig ihren Blutzucker kontrollieren. Maßnahmen bei einer leichten Unterzuckerung: Wenn der Klient nur leicht unterzu-ckert ist, d.h. er ist nicht bewusstlos, kann er sich selbst Traubenzucker zuführen o-der Fruchtsaftgetränke oder Cola trinken. Nach der Zufuhr später wieder den Blutzu-cker messen. Bei einer schweren Unterzuckerung sofort den Notarzt anrufen, ggf. kann dieser dann Glukagon (Oberschenkelmuskel) oder sofort Glukose in die Vene spritzen. Klient in die stabile Seitenlage drehen. Traubenzucker in die Wangenta-sche, da sich sonst Klient verschluckt.

MERKE: Der Hypoglykämische Schock entwickelt sich rasch und verläuft schnell (fulminant), das Hyperglykämische Koma dagegen langsam über meh-rere Tage!!

Die Diabetische Makroangiopathie

Bei der Makroangiopathie sind die großen Blutgefäße erkrankt, damit sind die Arte-rien gemeint. Dadurch ist die Versorgung mit Sauerstoff und mit Nährstoffen nicht mehr gewährt. Entstanden sind diese Erkrankungen durch Arteriosklerose (Ablagerung von Fetten und Kalk im Blut) durch Fettstoffwechselstörungen und geänderte Fließeigenschaften des Blutes (das Blut wird zähflüssiger, wegen dem Zucker). Formen von der Makroangiopathie sind z.b. Koronare Herzkrankheit sog. KHK (Herzkranzgefäße gehen zu) und die PAVK= Periphere arterielle Verschlusskrankheit (Arterien in den Armen und Beinen = peripher verschließen) Als Prophylaxe wird die Hyperlipidämie (zu viel Fett) bekämpft.

Periphere arterielle Verschlusskrankheit

Es kommt zu einer Verengung des Gefäßlumens (=Gefäßdurchmesser) und somit zu Durchblutungsstörungen in den Armen oder Beinen. Die Beine werden müde und schwer. Ist die Erkrankung bereits weit fortgeschritten, ist der Fuß z.b. bläulich verfärbt, aufgrund der mangelnden Blutversorgung kommt es zum Absterben von Gewebe und es können sich Hautdefekte entwickeln.

Die diabetische Mikroangiopathie

Bei der Mikroangiopathie sind die kleinen Blutgefäße erkrankt (Kapillare, Venolen, Arteieolen) d.h. es bilden sich z.b. keine neue Kapillare in Wunden (Wundheilung ist gestört). Die Entstehungsursache ist wieder mal die geänderte Fließeigenschaft des Blutes, die Gefäßzerstörung und die evtl. pathologische Neubildung. Bei der Mikroangiopathie gibt es zwei wichtig Formen: zum elnen die Retinopathie und die Nephropathie.

Retinopathie

Die Retinopathie wird ausgelöst durch Veränderungen an den kleinen Gefäßen der Netzhaut (Retinopathie) und des gelben Flecks (Makulapathie). Vorübergehende Sehverschlechterungen können auch bei einer Blutzuckerentgleisung mit sehr hohen Werten auftreten. Es gibt hierbei noch zwei weitere Formen die wuchernde Retinopathie und die nicht wuchernde Retinopathie.

Die nicht wuchernde ist kaum gefährlich, doch bei der wuchernden können die kleinen Gefäße platzen. Bei der Makulapathie, einem Bereich auf der Netzhaut, an dem die Sinneszellen für das Sehen besonders dicht zusammen liegen. Der Fleck wird auch als Punkt des schärfsten Sehens bezeichnet, wird der gelbe Fleck durch Wassereinlagerungen (Makulaödem) oder Blutungen geschädigt, was zu einer Beeinträchtigung der Sehschärfe führt. Bei einem weiteren Fortschreiten der Erkrankung merkt der Klient erst Symptome: „plötzliche Verschlechterung der Sehfähigkeit, auftreten dunkler Flecken, roter Schleier im Gesichtsfeld, gestörtes Farbensehen, oder ein verschwommenes, unscharfes Bild, Glaukom = erhöhter Augendruck".

Nephropathie

Eine häufige Komplikation beim Diabetes mellitus ist die Schädigung der Nieren, die diabetische Nephropathie. Bleibt sie unbehandelt droht irgendwann ein Nierenversagen mit Dialysepflicht. (Die Dialyse ist eine Blutwäsche, bei der der Betroffene dreimal in der Woche an ein Gerät angeschlossen wird, welches das Blut von den Abfallprodukten des Stoffwechsels reinigt).Die Nieren verlieren langsam ihre Lebensnotwendige Filterfunktion (des Blutes) und die aktive Ausscheidungsfunktion für Schadstoffe. Die Filterfunktion der Nieren wird durch die Nierenkörperchen (Glomeruli) erfüllt. Die Nierenkörperchen sind kleine Knäuel aus feinen Blutgefäßen. Die Wände dieser Blutgefäße sind sehr dünn, etwa mit einem Netz vergleichbar. Durch dieses feine Netz verlassen Stoffwechselabbaureste z.B. Kreatinin, Medikamentenrückstände und Gifte den Blutkreislauf und gelangen in den Harn. Bei einem langfristig erhöhten Blutzucker Spiegel, werden alle Eiweiße im Körper verstärkt verzuckert. Die Wand der Blutgefäße (sog.Basalmembran) besteht ebenfalls aus Eiweißen. Werden in dieses Netz die verzuckerten Eiweiße eingebaut, quillt es auf und die Maschen werden gröber. Jetzt kann auch das Eiweiß Albumin in den Harn austreten. Auf Dauer kommt es außerdem zu einem starken Wachstum der Basalmembran. Das führt schließlich dazu, dass nach und nach die feinen Blutgefäße durch das Wachstum verschlossen werden. Die Filterfunktion der Niere schränkt sich immer mehr ein, bis sie schließlich ganz verloren geht. Bis zum Verlust der Nierenfunktion dauert es meist 10-20 Jahre. (Vernarbung). Eine Nephropathie entwickelt sich schleichend über einen Zeitraum von mehreren Jahren. Wenn es zu erhöhten Blutdruckwerten oder Wasseransammlungen in den Beinen kommt, sind die Nieren schon dauerhaft geschädigt. Ein Drittel aller Dialysepflichtigen Patienten sind Diabetiker. Die Ursache hierfür liegt auf den genetischen Faktoren. Als Prophylaxe ist eine gute Blutzucker-einstellung und eine Eiwißreduzierte Kost wichtig.

Diabetische Neuropathie (Nervensystem)

Unter der Neuropathie werden Irritationen und Reizleitungsstörungen im Nervensystem verstanden. Entstehungsursache ist eine Schädigung der Nervenenden durch Stoffwechselprodukte und Ischämie (Hirnblutung). Die Neuropathie lässt sich je nach betroffenem Gebiet in verschiedene Formen einteilen. Es gibt also eine diabetische sensomotorische Neuropathie, das ist eine Erkrankung der (peripheren) Nerven außerhalb des Gehirns und des Rückenmarks. Hierbei können sowohl willentlich gesteuerte Teile des Nervensystems, wie z.B. die Sensorik (Berührungs-und Schmerzempfinden, Paresen (Lähmungen), stummer Infarkt), die Motorik als auch das autonome Nervensystem (Regulation von Atmung, Herzfrequenz, Darmbewegungen und Blasenfunktion) betroffen sein.

Diabetischer Fuß

Beim Diabetischen Fußsyndrom entwickeln sich infolge von Nervenschädigungen und Durchblutungsstörungen schlecht heilende, infizierte Wunden und Geschwüre an den Füßen. Nervenschädigungen in den Füßen bleiben oftmals lange Zeit unbemerkt. Warnhinweise sind schmerzlose Druckstellen an den Fußsohlen oder den Zehen. Die Haut ist trocken und verwundbar. Die Schädigungen der Nerven an den Füßen führen dazu, dass die Klienten Schmerzreize wie z.B. Schnittwunden bei der Fußpflege oder ein Stein im Schuh, ungeeignete Schuhe, die als Warnsignal gelten, nicht mehr registrieren. Diabetiker nehmen daher Verletzungen oder kleinere Geschwüre an den Füßen oft wochenlang nicht wahr. Außerdem wird das Temperaturempfinden herabgesetzt. So entsteht eine chronische Wunde und Gangränbildung (Absterben von Gewebe) an den unteren Extremitäten (Arme/Beine). Die Entstehung ist eine Folge der Makroangiopathie, der Mikroangiopathie sowie der Neuropathie und der Infektanfälligkeit. Die Form ist ein Diabetisches Ulkus. Meistens wird der Fuß dann amputiert. Als Prophylaxe sind eine sehr gute Blutzuckereinstellung, Blutdrucksenkung und die Senkung der Blutfette wichtig.

Quellen und Literatur

Schulunterlagen vom Fachseminar für Altenpflege in Waldbröl

Apotheken Umschau, Wort & Bild Verlag Konradshöhe GmbH & Co. KG
http://www.apotheken-umschau.de/

Diabetes Ratgeber, Wort & Bild Verlag Konradshöhe GmbH & Co. KG
www.diabetes-ratgeber.net

Diabetes Deutschland
www.diabetes-deutschland.de/